解剖学
スケッチ練習帳

The Anatomy Sketching Exercise Book
Hideaki Kanemitsu
Kazutaka Kasai, Kiyoshi Hishiki, Chisato Kimura,
Miyuki Osawa, Joji Honda

金光秀晃［編著］

葛西一隆・菱木　清・木村千里
大澤美由紀・本田城二　　　　［著］

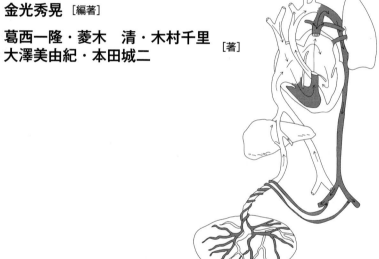

共立出版

まえがき

　診療放射線技師や看護師などのコメディカルスタッフを目指す学生にとって解剖学は，医師を目指す学生と同様に，基礎的知識のうちでも最も重要な科目であり，人の解剖図は絶対に覚えなければならない図である。

　近年の学生は，最も古典的な方法――五感を利用して，読みながら書いて覚える――をあまりやらないようである。筆者が帝京大学医療技術学部診療放射線学科で解剖生理学の教鞭をとっていた2012年，カリキュラムの変更により解剖生理学がより重要な科目になったため，その単位を増やした。当初，各論に倍の時間をかけて教えようとしたが，それよりも学生に実際に解剖図を描かせることのほうが人体の構造を覚えられると考えて，そのような教科書を探したが，適したものが見つからなかった。そこで国家試験の受験や診療放射線技師を志していく上で必要な解剖図を描いて覚える，という意図の教科書が必要なのではないかと思ったのが本書を企画したきっかけである。

　まず筆者ら教員が解剖図をスケッチして部位名を書いたプリントを作成し，学生（学部2年）には予習として，その解剖図を1ページ10枚，1回に4ページ40枚を描かせた。そして講義の際には学生に黒板に無作為に描かせて，別の学生には部位名を書かせるという形態をとった。

　学生たちにはかなりきつい講義だったようだが，苦労した甲斐もあって，翌年度の撮影技術実習では前年までと違い，解剖についてきっちりと理解出来ていた。このような経験から自信をもって本書を刊行することとなった。

　本書を通して，人体の構造を，見て，描いて，言葉にして，聞いて，五感を集中して，少しでも多く人体の構造や部位名を覚えてもらいたい。読者が正確かつ迅速に患者の病気を発見でき，次の手を早く打てる優れたコメディカルスタッフになるための一助となれば幸いである。

2015年1月

編著者　金光 秀晃

目　次

第 1 章　骨格系 ··· 1
　1.1　頭蓋（正面）　2
　1.2　頭蓋（左側面）・顔面頭蓋　4
　1.3　内頭蓋底　6
　1.4　蝶形骨・側頭骨　8
　1.5　脊　柱　10
　1.6　頸椎・胸椎・腰椎　12
　1.7　胸郭・胸腔　14
　1.8　上肢骨・指骨・手関節　16
　1.9　骨　盤　18
　1.10　膝　20
　1.11　足趾骨・足根骨　22

第 2 章　筋肉系 ··· 25
　2.1　頸部の筋肉　26
　2.2　胸腹部の筋肉　28
　2.3　背　筋　30
　2.4　下肢の筋（前面）　32
　2.5　下肢の筋（後面）　34
　2.6　横隔膜　36

第 3 章　脈管系 ··· 39
　3.1　動脈本幹　40
　3.2　静脈本幹　42
　3.3　大動脈分岐　44
　3.4　上行大動脈と動脈弓の動脈分岐　46
　3.5　ウイリス動脈輪　48
　3.6　腹部動脈分岐　50
　3.7　門脈系　52
　3.8　腎動静脈　54
　3.9　胎生期の循環系　56
　3.10　心臓正面　58
　3.11　心臓弁　60

 3.12 肺陰影 62

第 4 章 消化器系 65
 4.1 消化器膜 66
 4.2 食道・胃・小腸・大腸 68
 4.3 消化器の概観 70
 4.4 内臓全景 1 72
 4.5 内臓全景 2 74
 4.6 内臓全景 3 76
 4.7 内臓全景 4 78
 4.8 内臓全景 5 80
 4.9 十二指腸 82
 4.10 十二指腸・胆嚢・膵臓・脾臓の位置関係 84
 4.11 小腸と大腸の境 86
 4.12 肝　臓 88
 4.13 唾液腺 90

第 5 章 呼吸器系 93
 5.1 呼吸・飲み込み 94
 5.2 喉頭と肺 96
 5.3 肺　葉 98
 5.4 肺区域 100

第 6 章 臓器の位置関係 103
 6.1 腎臓と腎臓の高さ 104
 6.2 腹部の臓器の高さと腹部の矢状断面 106

第 7 章 神経系 109
 7.1 大脳の機能局在・脳脊髄液の流路 110
 7.2 大脳基底核 112

第 8 章 その他 115
 8.1 胸椎・腰椎の横断面 116
 8.2 副鼻腔 118
 8.3 内分泌 120
 8.4 上皮組織 122
 8.5 脳神経 124

解　　答 125

第1章
骨格系

1.1 頭蓋（正面）

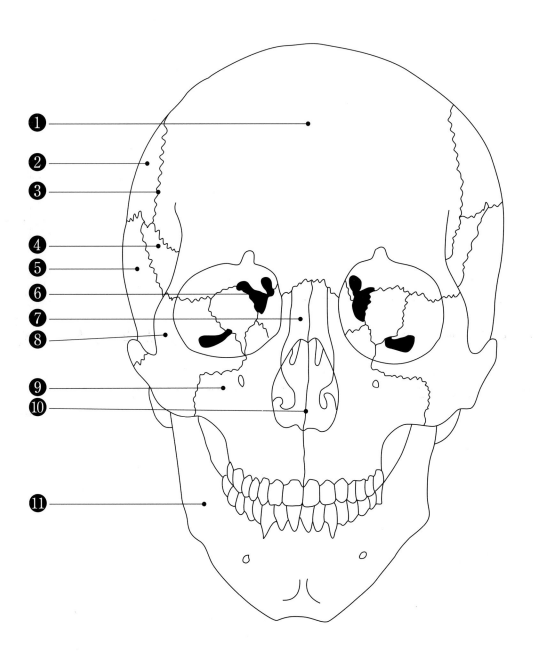

左ページのスケッチを以下に練習して，右欄に名称を記入しなさい。

❶
❷
❸
❹
❺
❻
❼
❽
❾
❿
⓫

1.1 頭蓋（正面）

1.2 頭蓋（左側面）・顔面頭蓋

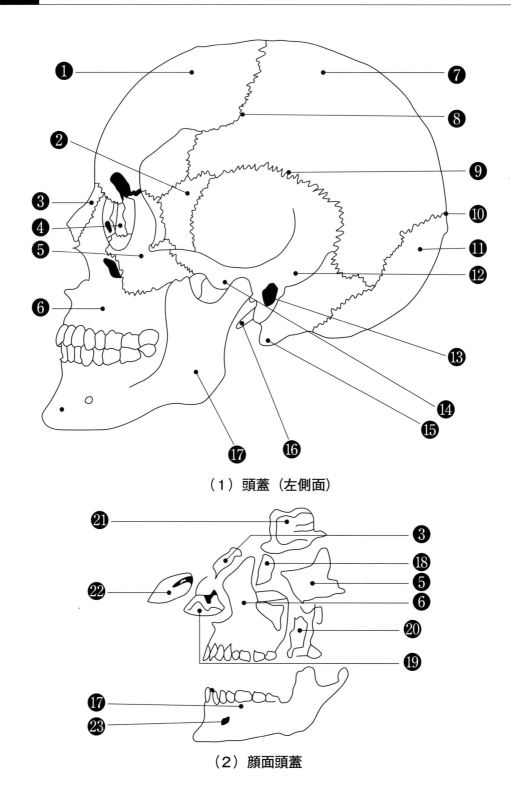

（1）頭蓋（左側面）

（2）顔面頭蓋

左ページのスケッチを以下に練習して，右欄に名称を記入しなさい。

❶
❷
❸
❹
❺
❻
❼
❽
❾
❿
⓫
⓬
⓭
⓮
⓯
⓰
⓱
⓲
⓳
⓴
㉑
㉒
㉓

1.3 内頭蓋底

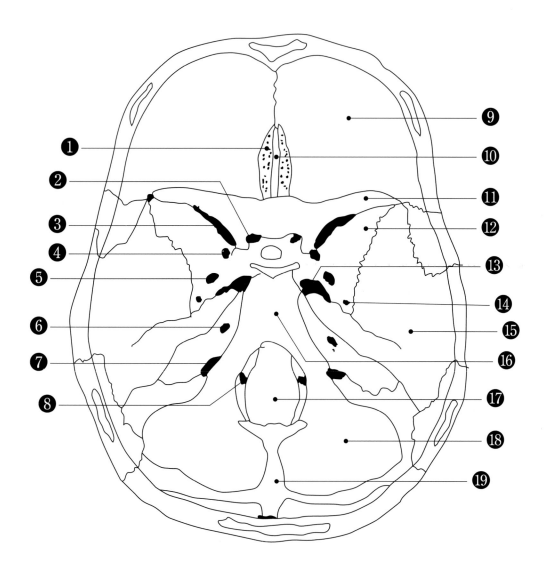

左ページのスケッチを以下に練習して，右欄に名称を記入しなさい。

❶
❷
❸
❹
❺
❻
❼
❽
❾
❿
⓫
⓬
⓭
⓮
⓯
⓰
⓱
⓲
⓳

1.4 蝶形骨・側頭骨

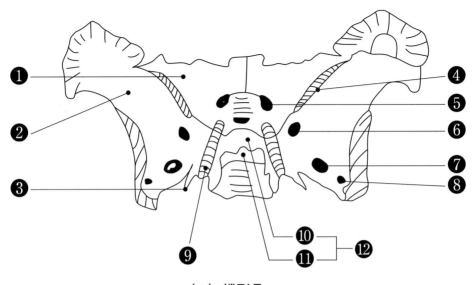

（1）蝶形骨

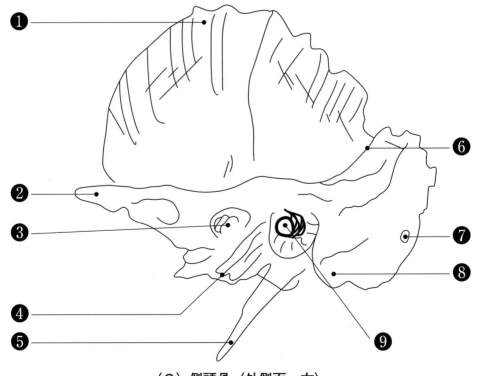

（2）側頭骨（外側面　左）

左ページのスケッチを以下に練習して，右欄に名称を記入しなさい。

（1）蝶形骨

❶
❷
❸
❹
❺
❻
❼
❽
❾
❿
⓫
⓬

（2）側頭骨

❶
❷
❸
❹
❺
❻
❼
❽
❾

1.5 脊柱

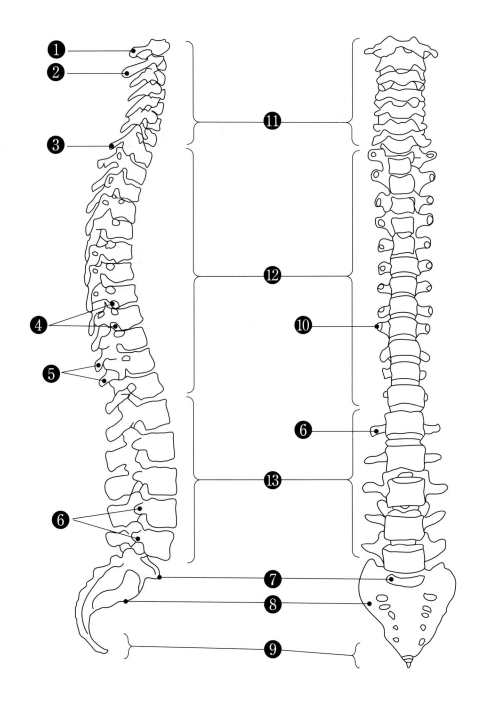

10 ●第1章 骨格系

左ページのスケッチを以下に練習して，右欄に名称を記入しなさい。

❶
❷
❸
❹
❺
❻
❼
❽
❾
❿
⓫
⓬
⓭

1.6 頸椎・胸椎・腰椎

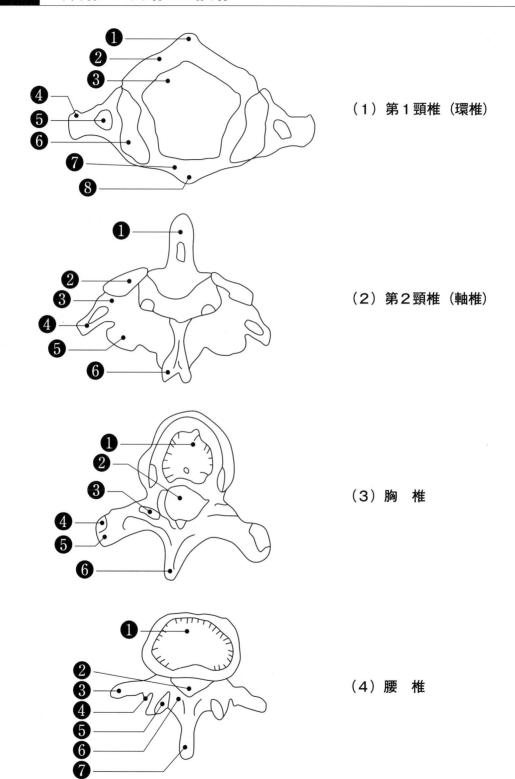

（1）第1頸椎（環椎）

（2）第2頸椎（軸椎）

（3）胸　椎

（4）腰　椎

左ページのスケッチを以下に練習して，右欄に名称を記入しなさい。

(1) 第1頸椎（環椎）
❶
❷
❸
❹
❺
❻
❼
❽

(2) 第2頸椎（軸椎）
❶
❷
❸
❹
❺
❻

(3) 胸椎
❶
❷
❸
❹
❺
❻

(4) 腰椎
❶
❷
❸
❹
❺
❻
❼

1.7 胸郭・胸腔

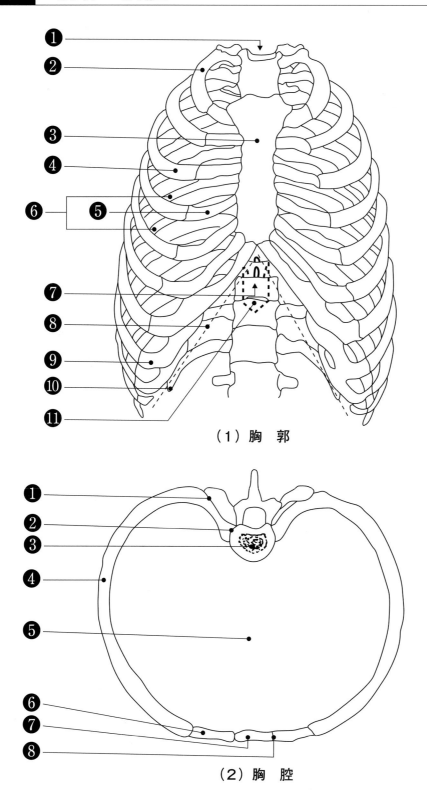

（1）胸　郭

（2）胸　腔

左ページのスケッチを以下に練習して，右欄に名称を記入しなさい。

(1) 胸郭

❶
❷
❸
❹
❺
❻
❼
❽
❾
❿
⓫

(2) 胸腔

❶
❷
❸
❹
❺
❻
❼
❽

1.8 上肢骨・指骨・手関節

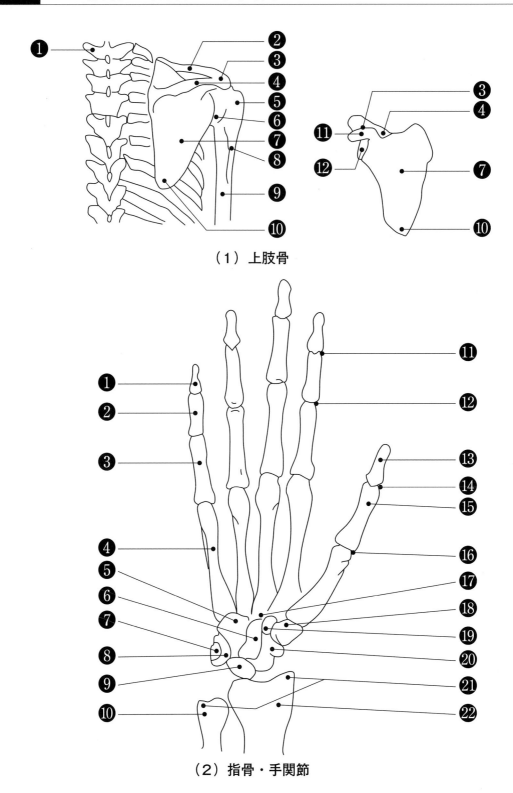

（1）上肢骨

（2）指骨・手関節

左ページのスケッチを以下に練習して，右欄に名称を記入しなさい。

（1）上肢骨

❶　　　　　❷
❸　　　　　❹
❺　　　　　❻
❼　　　　　❽
❾　　　　　❿
⓫　　　　　⓬

（2）指骨・手関節

❶　　　　　❷
❸　　　　　❹
❺　　　　　❻
❼　　　　　❽
❾　　　　　❿
⓫
⓬
⓭
⓮
⓯
⓰
⓱
⓲
⓳
⓴
㉑
㉒

1.8　上肢骨・指骨・手関節　17

1.9 骨盤

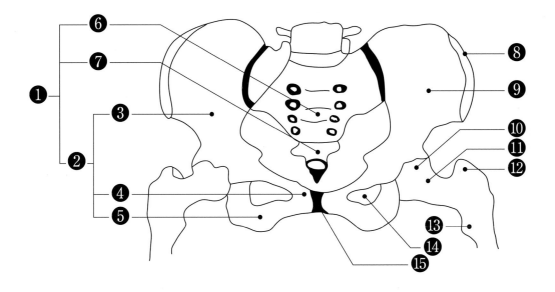

18 ●第1章 骨格系

左ページのスケッチを以下に練習して，右欄に名称を記入しなさい。

❶
❷
❸
❹
❺
❻
❼
❽
❾
❿
⓫
⓬
⓭
⓮
⓯

1.10 膝

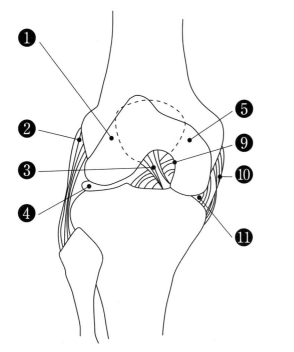
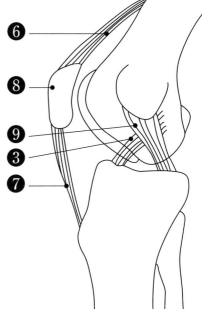

左ページのスケッチを以下に練習して，右欄に名称を記入しなさい。

❶
❷
❸
❹
❺
❻
❼
❽
❾
❿
⓫

1.11 足趾骨・足根骨

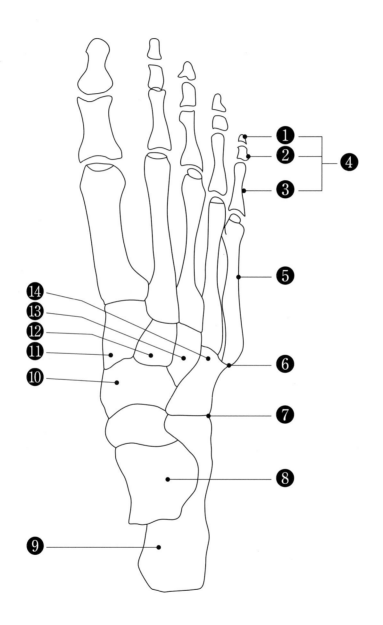

左ページのスケッチを以下に練習して，右欄に名称を記入しなさい。

❶
❷
❸
❹
❺
❻
❼
❽
❾
❿
⓫
⓬
⓭
⓮

第２章
筋 肉 系

2.1 頸部の筋肉

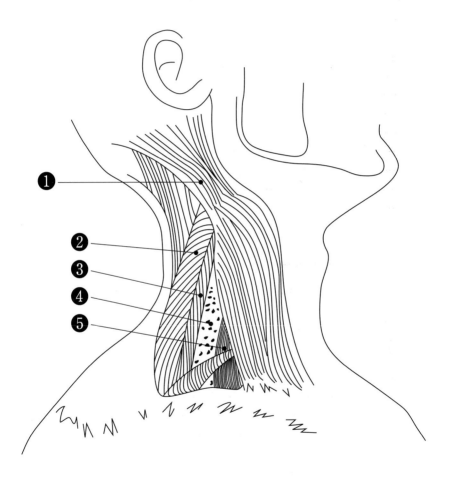

左ページのスケッチを以下に練習して，右欄に名称を記入しなさい。

❶
❷
❸
❹
❺

2.1 頸部の筋肉

2.2 胸腹部の筋肉

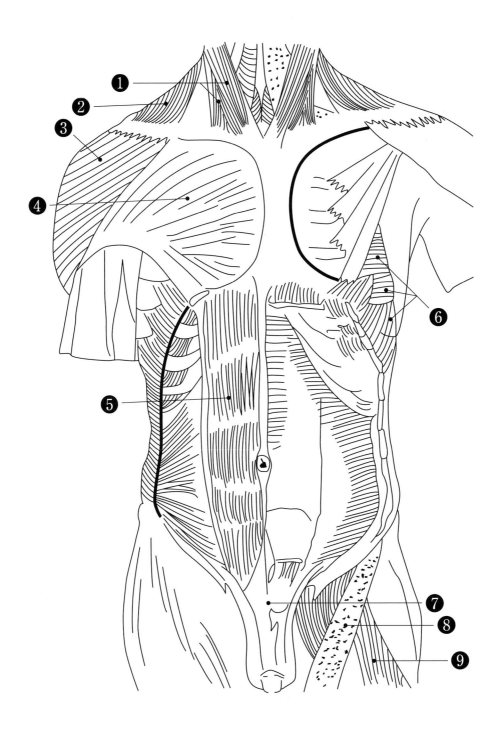

左ページのスケッチを以下に練習して，右欄に名称を記入しなさい。

❶
❷
❸
❹
❺
❻
❼
❽
❾

2.3 背筋

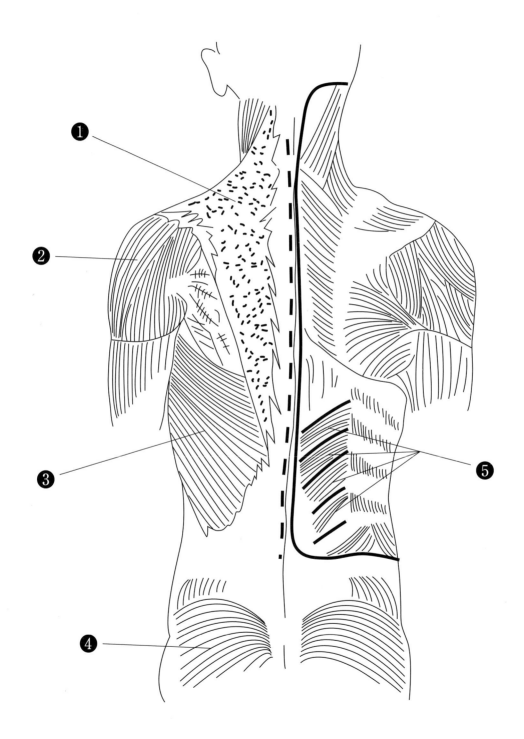

左ページのスケッチを以下に練習して，右欄に名称を記入しなさい。

❶
❷
❸
❹
❺

2.4 下肢の筋（前面）

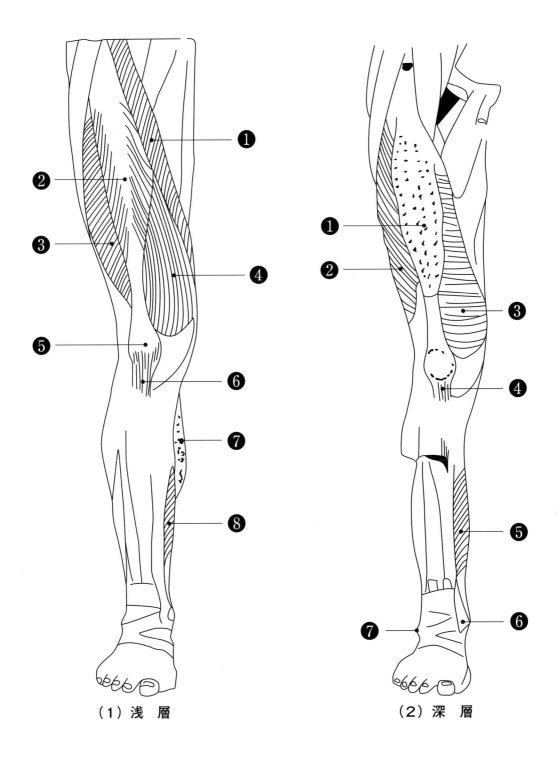

（1）浅層

（2）深層

左ページのスケッチを以下に練習して，右欄に名称を記入しなさい．

(1) 浅層
❶
❷
❸
❹
❺
❻
❼
❽

(2) 深層
❶
❷
❸
❹
❺
❻
❼

2.5 下肢の筋（後面）

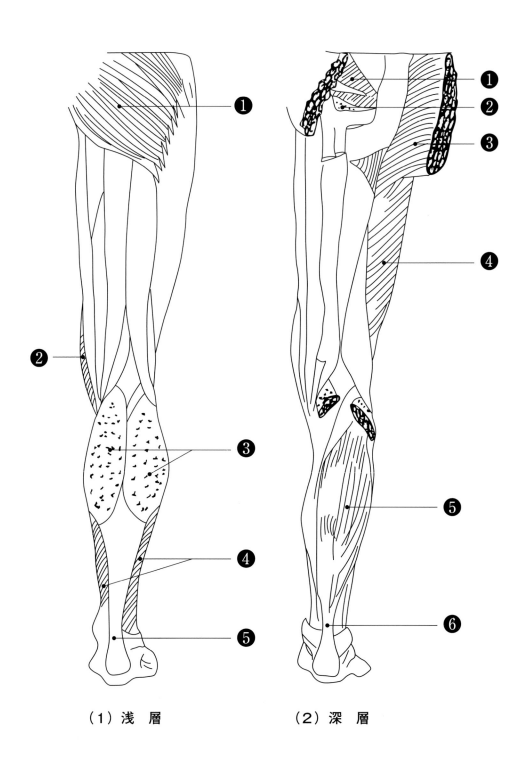

（1）浅層　　　（2）深層

左ページのスケッチを以下に練習して，右欄に名称を記入しなさい。

(1) 浅層
❶
❷
❸
❹
❺

(2) 深層
❶
❷
❸
❹
❺
❻

2.6 横隔膜

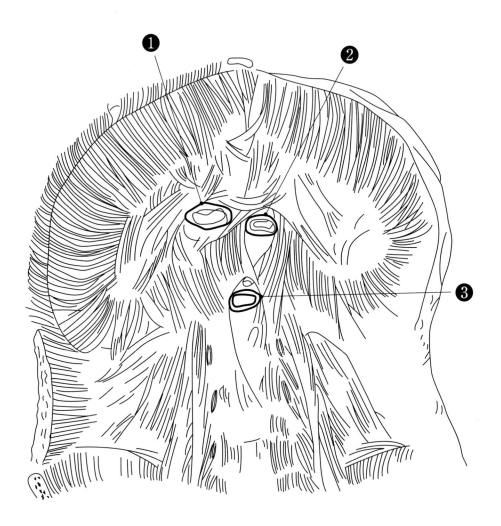

左ページのスケッチを以下に練習して，右欄に名称を記入しなさい。

❶

【通るもの】

❹

❺

❷

【通るもの】

❻

❼

❸

【通るもの】

❽

❾

❿

⓫

2.6 横隔膜

第3章
脈 管 系

3.1 動脈本幹

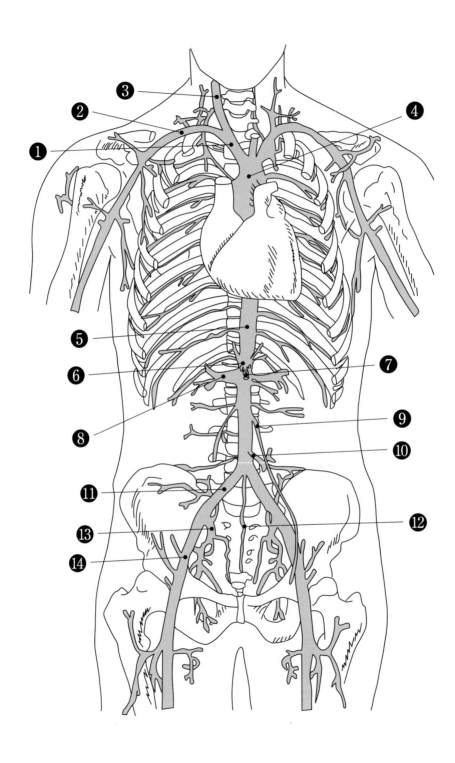

左ページのスケッチを以下に練習して，右欄に名称を記入しなさい。

❶
❷
❸
❹
❺
❻
❼
❽
❾
❿
⓫
⓬
⓭
⓮

3.1 動脈本幹 41

3.2 静脈本幹

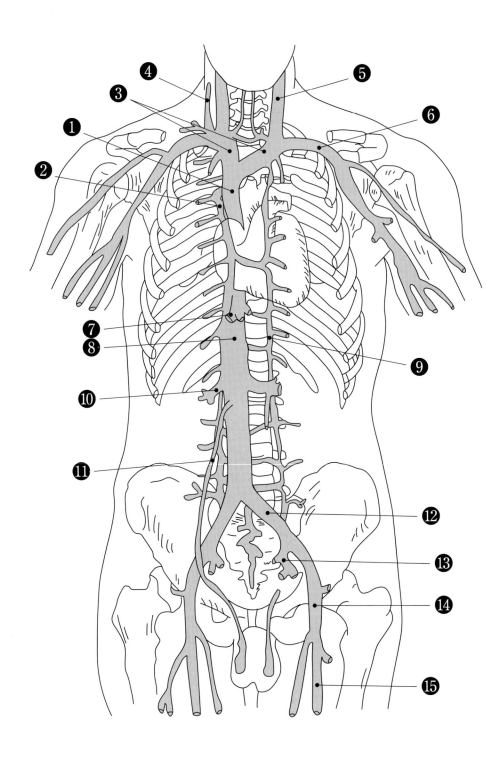

左ページのスケッチを以下に練習して，右欄に名称を記入しなさい。

❶
❷
❸
❹
❺
❻
❼
❽
❾
❿
⓫
⓬
⓭
⓮
⓯

3.3 大動脈分岐

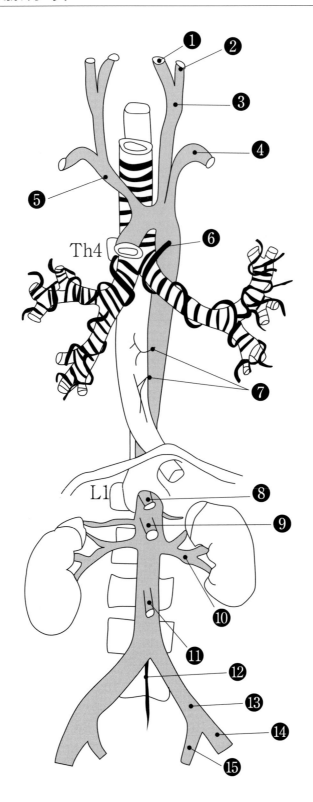

左ページのスケッチを以下に練習して，右欄に名称を記入しなさい。

❶
❷
❸
❹
❺
❻
❼
❽
❾
❿
⓫
⓬
⓭
⓮
⓯

3.4 上行動脈と動脈弓の動脈分岐

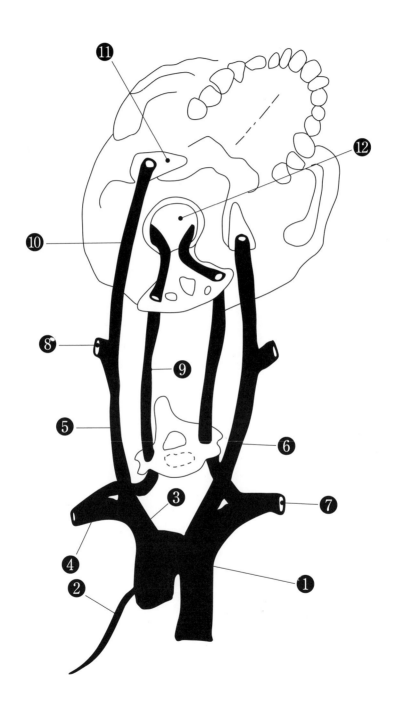

46 ●第3章 脈管系

左ページのスケッチを以下に練習して，右欄に名称を記入しなさい。

❶
❷
❸
❹
❺
❻
❼
❽
❾
❿
⓫
⓬

3.5 ウイルス動脈輪

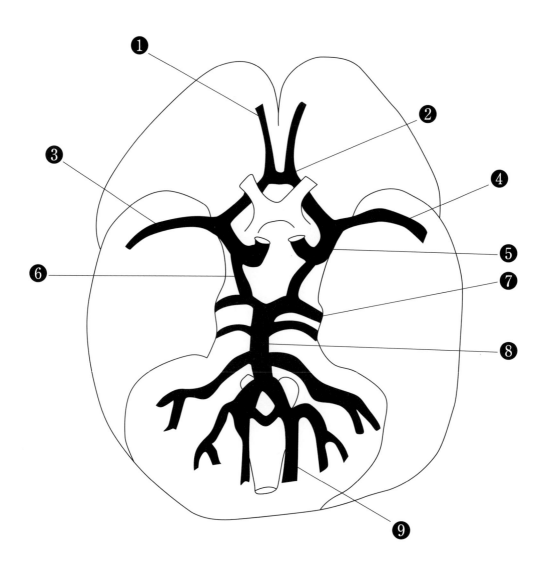

左ページのスケッチを以下に練習して，右欄に名称を記入しなさい。

❶
❷
❸
❹
❺
❻
❼
❽
❾

3.6 腹部動脈分岐

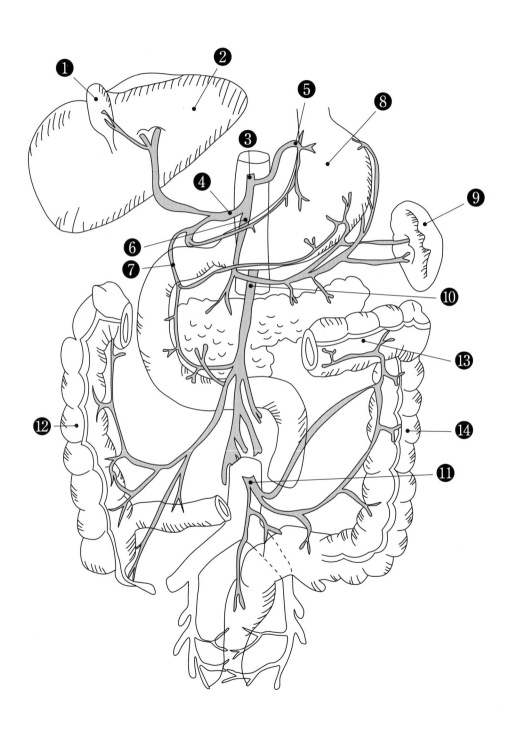

左ページのスケッチを以下に練習して，右欄に名称を記入しなさい。

❶
❷
❸
❹
❺
❻
❼
❽
❾
❿
⓫
⓬
⓭
⓮

3.7 門脈系

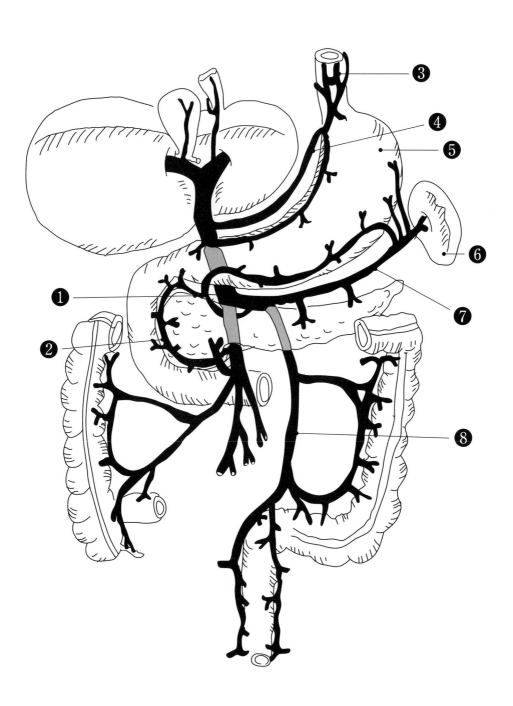

左ページのスケッチを以下に練習して，右欄に名称を記入しなさい。

❶
❷
❸
❹
❺
❻
❼
❽

3.7 門脈系 53

3.8 腎動静脈

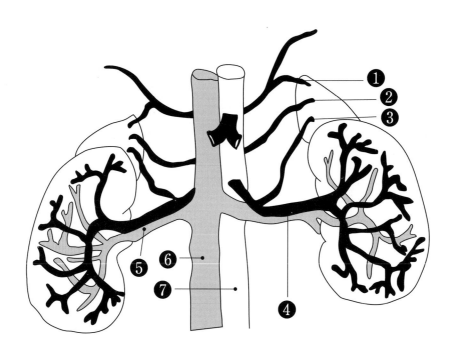

左ページのスケッチを以下に練習して，右欄に名称を記入しなさい。

❶
❷
❸
❹
❺
❻
❼

3.9 胎生期の循環系

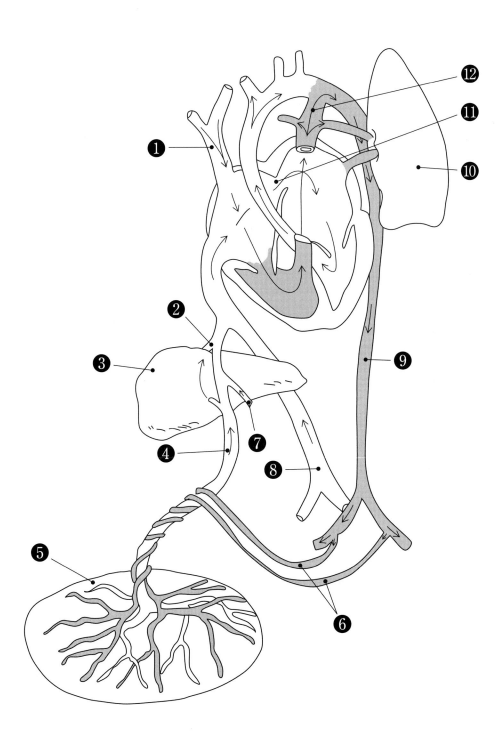

左ページのスケッチを以下に練習して，右欄に名称を記入しなさい。

❶
❷
❸
❹
❺
❻
❼
❽
❾
❿
⓫
⓬

3.10 心臓正面

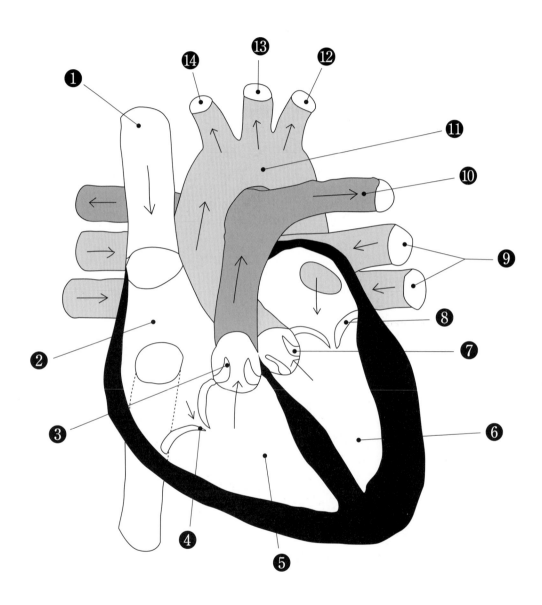

58 ●第3章 脈管系

左ページのスケッチを以下に練習して，右欄に名称を記入しなさい。

❶
❷
❸
❹
❺
❻
❼
❽
❾
❿
⓫
⓬
⓭
⓮

3.10 心臓正面

3.11 心臓弁

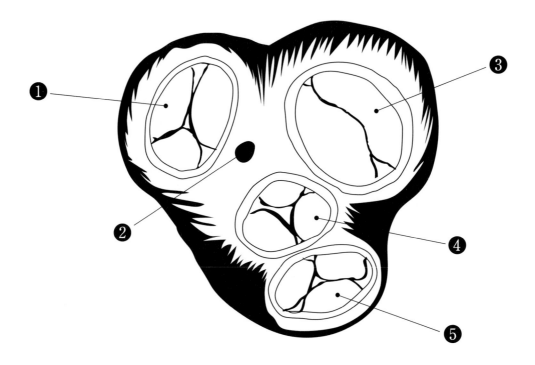

左ページのスケッチを以下に練習して，右欄に名称を記入しなさい。

❶
❷
❸
❹
❺

3.12 肺陰影

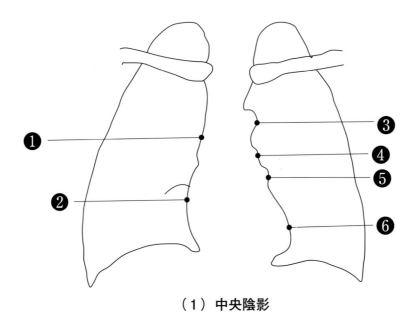

（1）中央陰影

（2）心臓・心臓に出入する血管

左ページのスケッチを以下に練習して，右欄に名称を記入しなさい。

❶
❷
❸
❹
❺
❻
❼
❽

第4章
消化器系

4.1 消化器膜

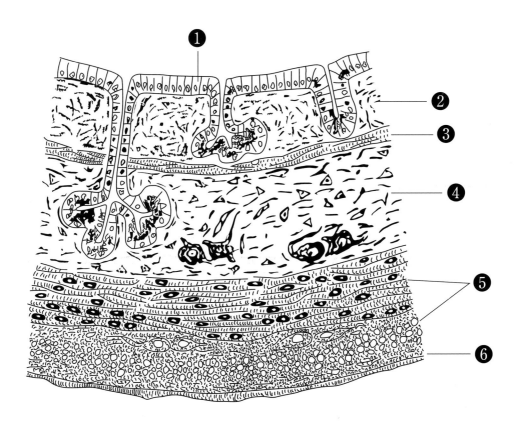

左ページのスケッチを以下に練習して，右欄に名称を記入しなさい。

❶
❷
❸
❹
❺
❻

4.2　食道・胃・小腸・大腸

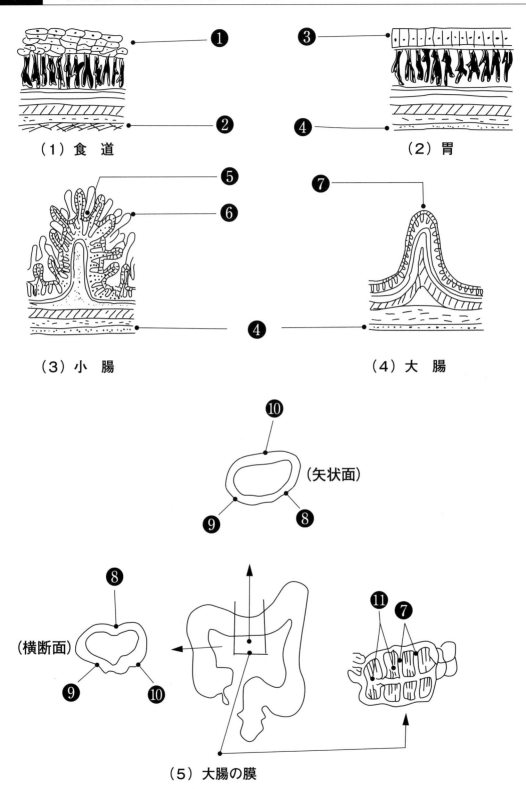

左ページのスケッチを以下に練習して，右欄に名称を記入しなさい。

❶
❷
❸
❹
❺
❻
❼
❽
❾
❿
⓫

4.3 消化器の概観

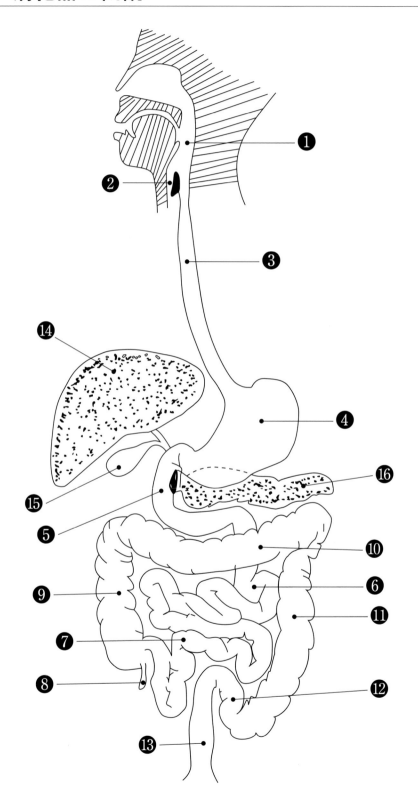

左ページのスケッチを以下に練習して，右欄に名称を記入しなさい。

❶
❷
❸
❹
❺
❻
❼
❽
❾
❿
⓫
⓬
⓭
⓮
⓯
⓰

4.4　内臓全景1

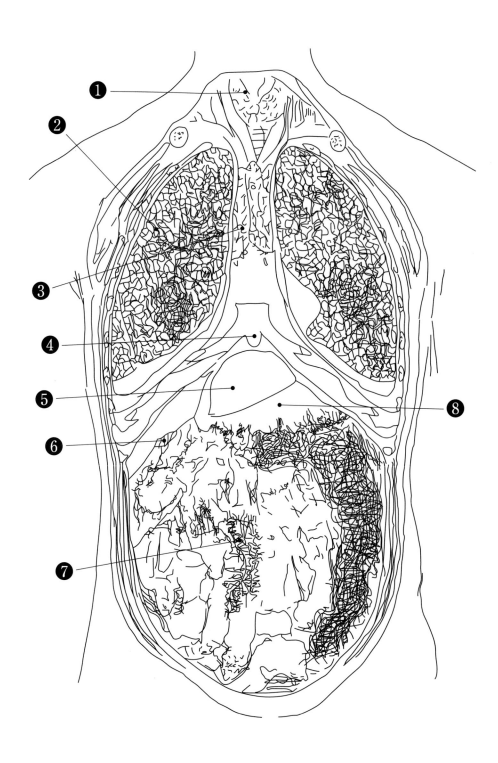

72 ●第4章　消化器系

左ページのスケッチを以下に練習して，右欄に名称を記入しなさい。

❶
❷
❸
❹
❺
❻
❼
❽

4.5　内臓全景2

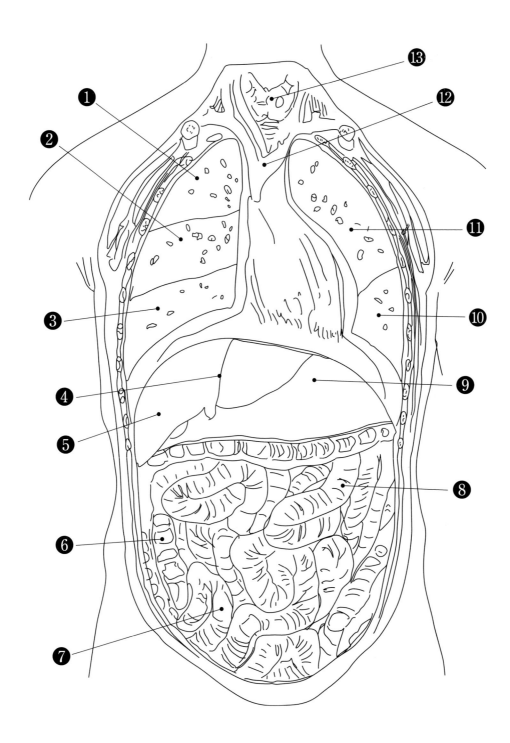

左ページのスケッチを以下に練習して，右欄に名称を記入しなさい。

❶
❷
❸
❹
❺
❻
❼
❽
❾
❿
⓫
⓬
⓭

4.6　内臓全景3

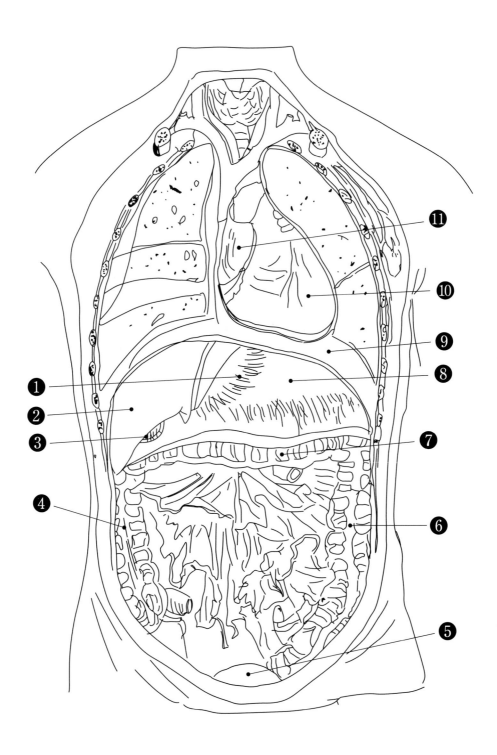

左ページのスケッチを以下に練習して，右欄に名称を記入しなさい。

❶
❷
❸
❹
❺
❻
❼
❽
❾
❿
⓫

4.7 内臓全景4

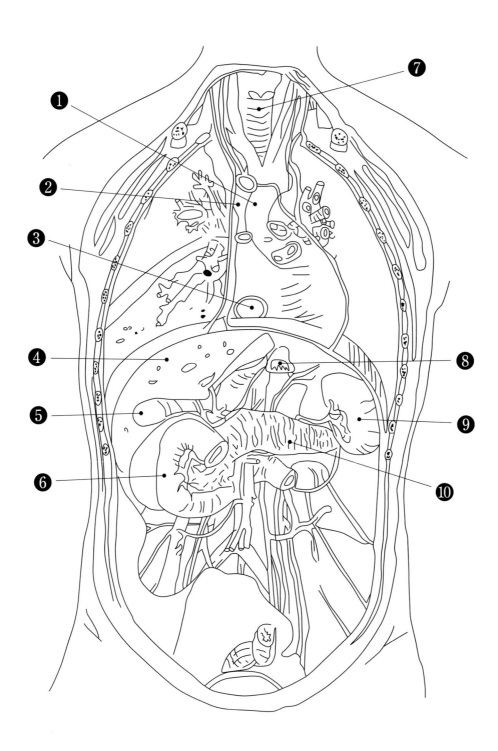

78 ●第4章 消化器系

左ページのスケッチを以下に練習して，右欄に名称を記入しなさい。

❶
❷
❸
❹
❺
❻
❼
❽
❾
❿

4.8 内臓全景 5

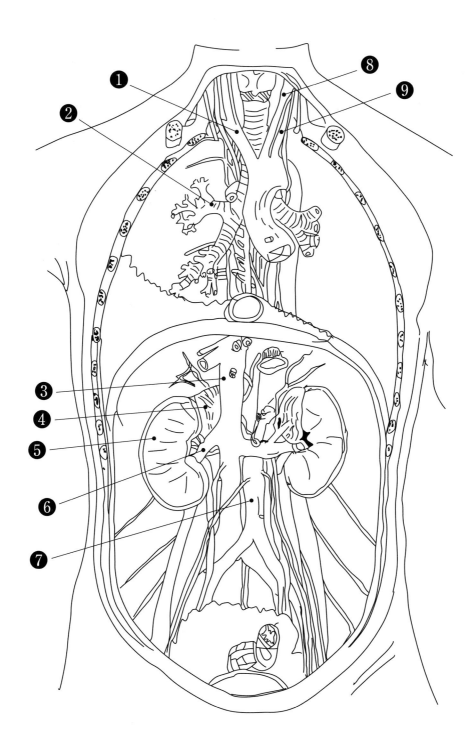

80 ●第 4 章 消化器系

左ページのスケッチを以下に練習して，右欄に名称を記入しなさい。

❶
❷
❸
❹
❺
❻
❼
❽
❾

4.9 十二指腸

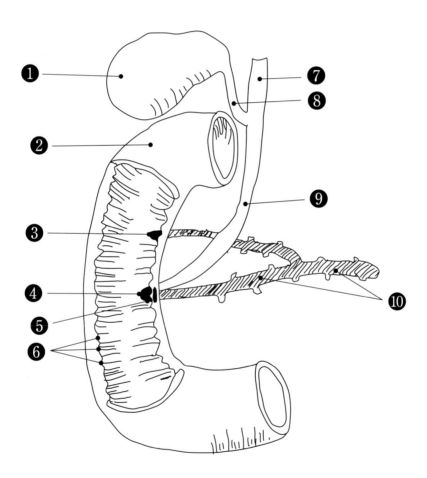

左ページのスケッチを以下に練習して，右欄に名称を記入しなさい。

❶
❷
❸
❹
❺
❻
❼
❽
❾
❿

4.10 十二指腸・胆嚢・膵臓・脾臓の位置関係

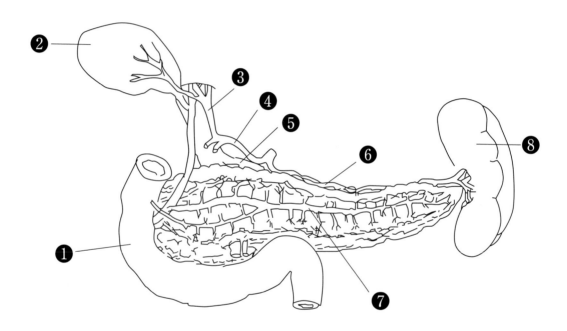

左ページのスケッチを以下に練習して，右欄に名称を記入しなさい。

❶
❷
❸
❹
❺
❻
❼
❽

4.11 小腸と大腸の境

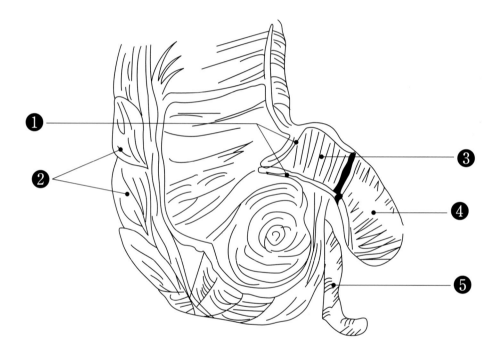

左ページのスケッチを以下に練習して，右欄に名称を記入しなさい。

❶
❷
❸
❹
❺

4.12 肝　臓

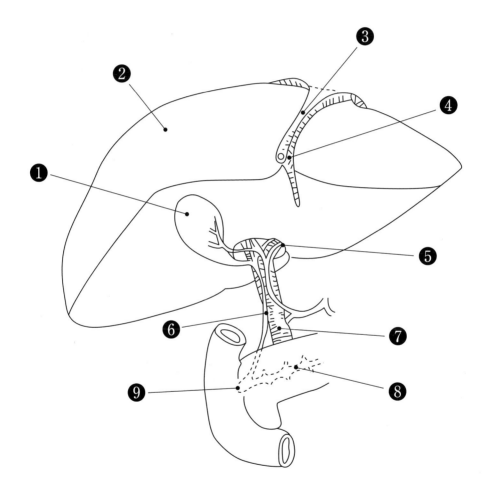

左ページのスケッチを以下に練習して，右欄に名称を記入しなさい。

❶
❷
❸
❹
❺
❻
❼
❽
❾

4.13 唾液腺

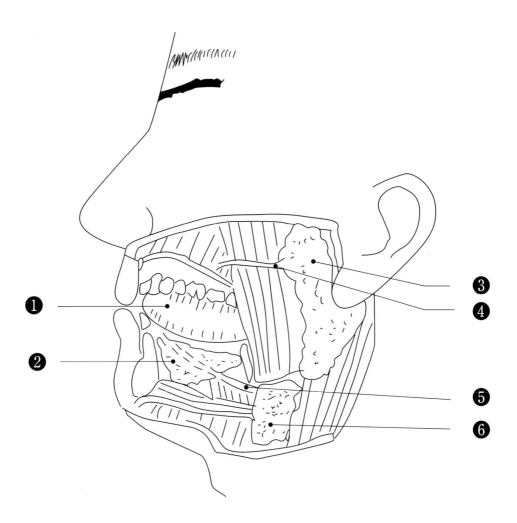

左ページのスケッチを以下に練習して，右欄に名称を記入しなさい。

❶
❷
❸
❹
❺
❻

第5章
呼吸器系

5.1 呼吸・飲み込み

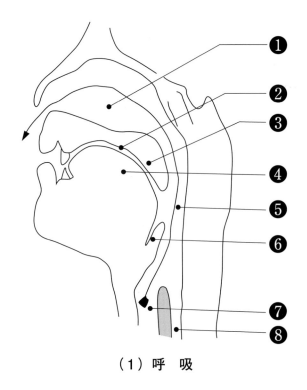

（1）呼　吸

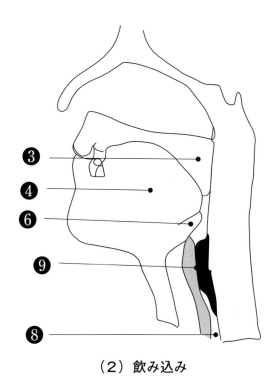

（2）飲み込み

左ページのスケッチを以下に練習して，右欄に名称を記入しなさい。

❶
❷
❸
❹
❺
❻
❼
❽
❾

5.2 喉頭と肺

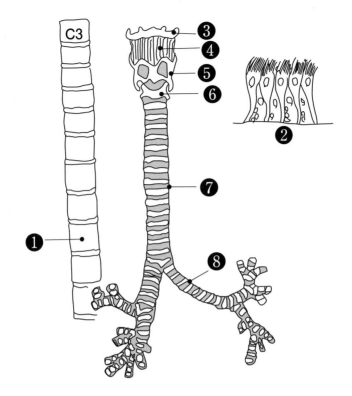

（1）喉頭と気道

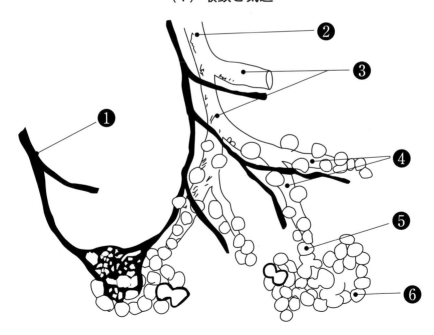

（2）導管域と呼吸域

左ページのスケッチを以下に練習して，右欄に名称を記入しなさい．

(1) 喉頭と気道

❶
❷
❸
❹
❺
❻
❼
❽

(2) 導管域と呼吸域

❶
❷
❸
❹
❺
❻

5.3 肺葉

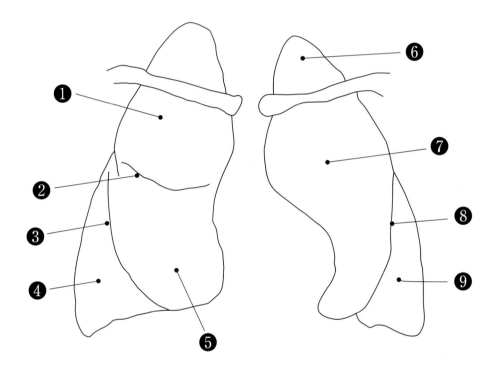

左ページのスケッチを以下に練習して，右欄に名称を記入しなさい。

❶
❷
❸
❹
❺
❻
❼
❽
❾

5.4 肺区域

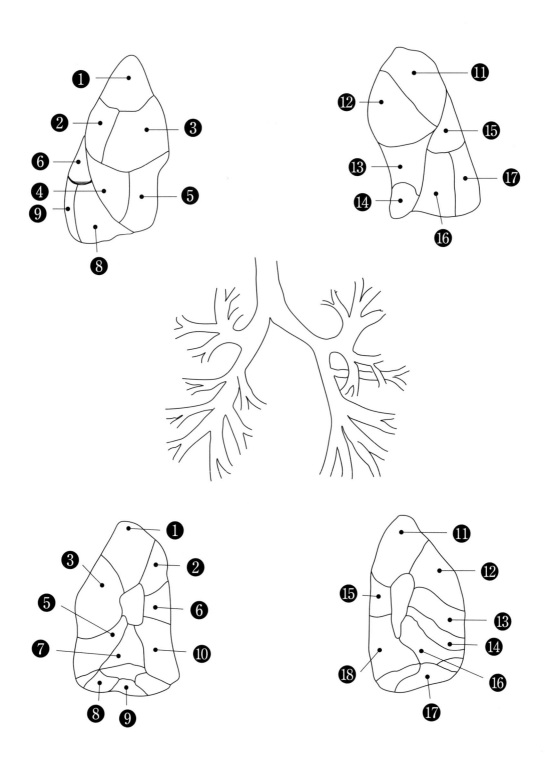

左ページのスケッチを以下に練習して，右欄に名称を記入しなさい。

❶
❷
❸
❹
❺
❻
❼
❽
❾
❿
⓫
⓬
⓭
⓮
⓯
⓰
⓱
⓲

第6章
臓器の位置関係

6.1 腎臓と腎臓の高さ

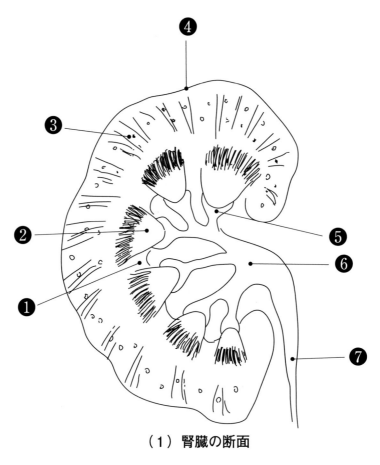

（1）腎臓の断面

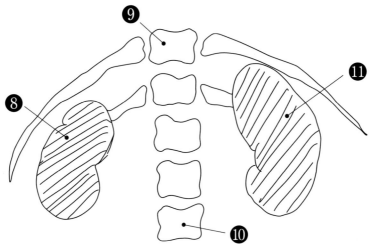

（2）腎と腰椎の位置関係

左ページのスケッチを以下に練習して，右欄に名称を記入しなさい。

❶
❷
❸
❹
❺
❻
❼
❽
❾
❿
⓫

6.2 腹部の臓器の高さと腹部の矢状断面

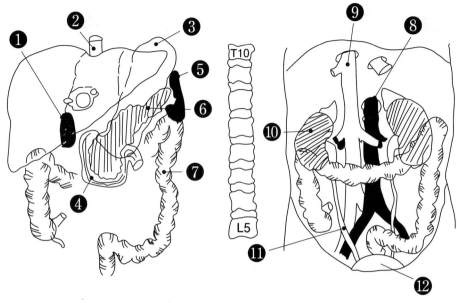

（1）腹部の臓器の高さ

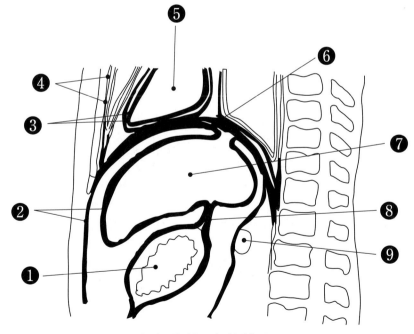

（2）腹部の矢状断面

7.2 大脳基底核

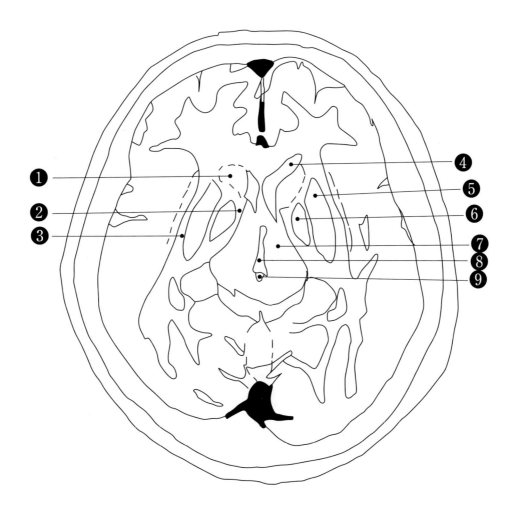

左ページのスケッチを以下に練習して，右欄に名称を記入しなさい。

(1) 大脳の機能局在

❶
❷
❸
❹
❺
❻
❼
❽
❾
❿
⓫
⓬
⓭

(2) 脳脊髄液の流路

❶
❷
❸
❹
❺
❻
❼
❽
❾
❿
⓫
⓬
⓭
⓮
⓯
⓰

7.1 大脳の機能局在・脳脊髄液の流路

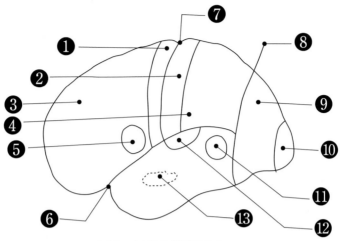

（1）大脳の機能局在

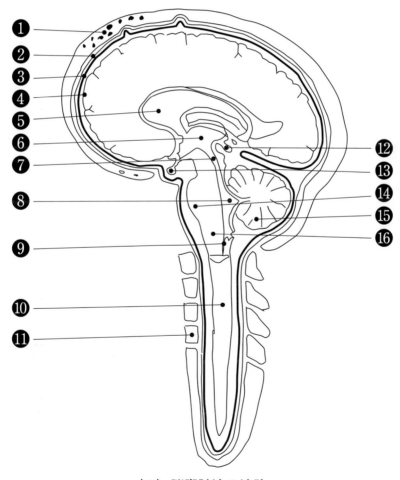

（2）脳脊髄液の流路

第7章
神経系

左ページのスケッチを以下に練習して，右欄に名称を記入しなさい。

(1) 腹部の臓器の高さ

❶
❷
❸
❹
❺
❻
❼
❽
❾
❿
⓫
⓬

(2) 腹部の矢状断面

❶
❷
❸
❹
❺
❻
❼
❽
❾

左ページのスケッチを以下に練習して，右欄に名称を記入しなさい。

❶
❷
❸
❹
❺
❻
❼
❽
❾

第8章
その他

8.1 胸椎・腰椎の横断面

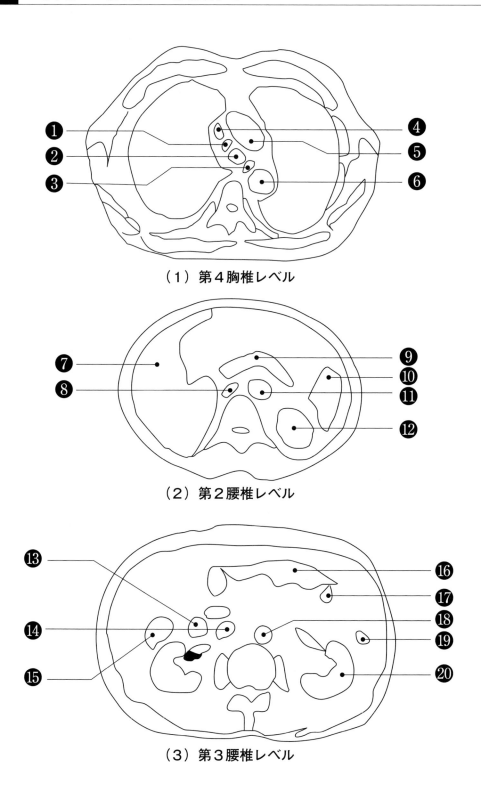

（1）第4胸椎レベル

（2）第2腰椎レベル

（3）第3腰椎レベル

左ページのスケッチを以下に練習して，右欄に名称を記入しなさい。

(1) 第4胸椎レベル

❶
❷
❸
❹
❺
❻

(2) 第2腰椎レベル

❼
❽
❾
❿
⓫
⓬

(3) 第3腰椎レベル

⓭
⓮
⓯
⓰
⓱
⓲
⓳
⓴

8.1 胸椎・腰椎の横断面

8.2 副鼻腔

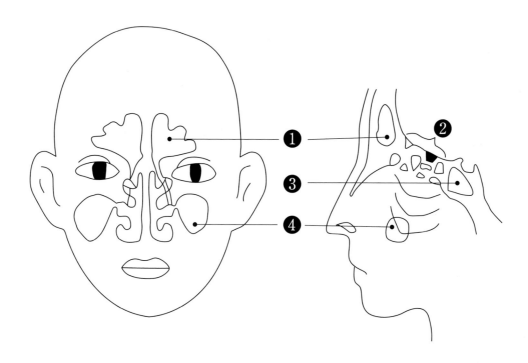

左ページのスケッチを以下に練習して，右欄に名称を記入しなさい。

❶
❷
❸
❹

8.3 内分泌

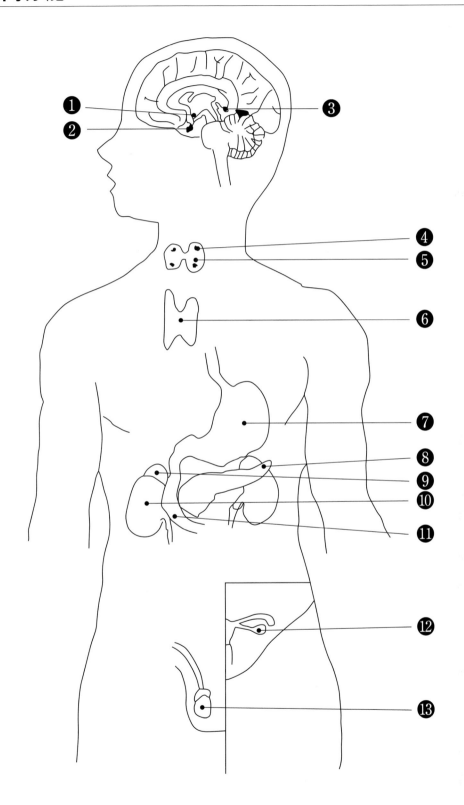

以下の表の空欄を埋めなさい。

合成分泌器官	ホルモン名	作用部位	作用	分泌機能異常の病気
❶				
❷				
❸				
❹				
❺				
❻				
❼				
❽				
❾				
❿				
⓫				
⓬				
⓭				

8.3 内分泌

8.4　上皮組織

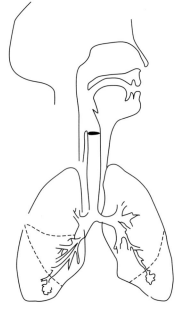

呼吸器系

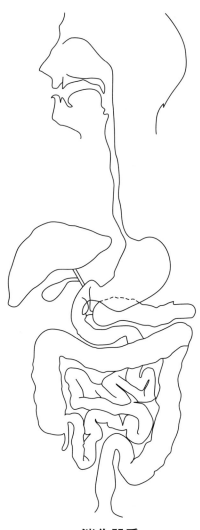

消化器系

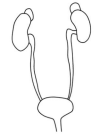

泌尿器系

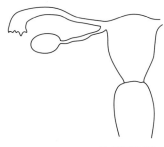

生殖器系

以下の表の空欄を埋めなさい。

呼吸器系

消化器系

泌尿器

生殖器

その他

膜

8.5 脳神経

以下の表の空欄を埋めなさい。

	番号	名称	機能	通過孔
感覚神経				
感覚・運動神経				
運動神経				

解　答

第1章　骨格系

1.1　頭蓋（正面）
❶前頭骨，❷頭頂骨，❸冠状縫合，❹蝶形骨，❺側頭骨，❻上眼窩裂，❼鼻骨，❽頬骨，❾上顎骨，❿鼻中隔，⓫下顎骨

1.2　頭蓋（左側面）・顔面頭蓋
❶前頭骨，❷蝶形骨，❸鼻骨，❹眼窩，❺頬骨，❻上顎骨，❼頭頂骨，❽冠状縫合，❾鱗状縫合，❿人字（ラムダ）縫合，⓫後頭骨，⓬側頭骨，⓭外耳孔，⓮頬骨弓，⓯乳様突起，⓰茎状突起，⓱下顎骨，⓲涙骨，⓳下鼻甲介，⓴口蓋骨，㉑篩骨，㉒鋤骨，㉓オトガイ孔

1.3　内頭蓋底
❶篩骨篩板，❷視神経管，❸上眼窩裂，❹正円孔，❺卵円孔，❻内耳道，❼頸静脈孔，❽舌下神経管，❾前頭蓋窩，❿鶏冠，⓫蝶形骨小翼，⓬蝶形骨大翼，⓭破裂孔，⓮棘孔，⓯中頭蓋窩，⓰斜台，⓱大後頭孔，⓲後頭蓋窩，⓳内後頭隆起

1.4　蝶形骨・側頭骨

（1）蝶形骨
❶蝶形骨小翼，❷蝶形骨大翼，❸翼状突起，❹上眼窩裂，❺視神経管，❻正円孔，❼卵円孔，❽棘孔，❾頸動脈孔，❿下垂体窩，⓫鞍背，⓬トルコ鞍

（2）側頭骨
❶側頭鱗，❷頬骨突起，❸下顎窩，❹鼓室部，❺茎状突起，❻頭頂切痕，❼乳突孔，❽乳様突起，❾外耳孔

1.5　脊柱
❶環椎（第1頸椎），❷軸椎（第2頸椎），❸隆椎（第7頸椎），❹椎間孔，❺棘突起，❻肋骨突起，❼岬角，❽仙骨（5個），❾尾骨（3〜5個），❿横突起，⓫頸椎（7個），⓬胸椎（12個），⓭腰椎（5個）

1.6　頸椎・胸椎・腰椎

（1）第1頸椎（環椎）
❶後結節，❷後弓，❸椎孔，❹横突起，❺横突孔，❻上関節窩，❼前弓，❽前結節

（2）第2頸椎（軸椎）
❶歯突起，❷上関節突起，❸椎弓，❹横突起，❺下関節突起，❻棘突起

（3）胸椎
❶椎体，❷椎孔，❸上関節面，❹横突起肋骨窩，❺横突起，❻棘突起

（4）腰椎
❶椎体，❷椎孔，❸肋骨突起，❹副突起，❺上関節突起，❻椎弓，❼棘突起

1.7 胸郭・胸腔
（1）胸郭
❶胸郭上口，❷第1肋骨，❸胸骨，❹肋硬骨，❺肋軟骨，❻肋間隙，❼胸郭下口，❽肋骨弓，❾第8肋骨，❿第12肋骨，⓫剣状突起

（2）胸腔
❶肋横突関節，❷肋骨頭関節，❸椎体，❹肋硬骨，❺胸腔，❻肋軟骨，❼胸骨，❽胸肋関節

1.8 上肢骨・指骨・手関節
（1）上肢骨
❶第1胸椎，❷鎖骨，❸肩峰，❹肩甲棘，❺大結節，❻上腕骨頭，❼肩甲骨，❽三角筋粗面，❾上腕骨，❿下角，⓫烏口突起，⓬関節窩

（2）指骨・手関節
❶末節骨，❷中節骨，❸基節骨，❹中手骨，❺有鉤骨，❻有頭骨，❼豆状骨，❽三角骨，❾月状骨，❿尺骨，⓫遠位指節間（DIP）関節，⓬近位指節間（PIP）関節，⓭末節骨，⓮指節間（IP）関節，⓯基節骨，⓰中手指節間（MP）関節，⓱手根中手（CM）関節，⓲大菱形骨，⓳小菱形骨，⓴舟状骨，㉑茎状突起，㉒橈骨

※手根骨の覚え方は反時計回りに，❼ ❽ ❾ ⓴ ⓲ ⓳ ❻ ❺ →「父（豆）さん（三）月収（舟）大小あり（有）歩こう（有鉤）」。

1.9 骨盤
❶骨盤，❷寛骨，❸腸骨，❹恥骨，❺坐骨，❻仙骨，❼尾骨，❽腸骨稜，❾腸骨体，❿大腿骨頭，⓫大腿骨頸，⓬大転子，⓭小転子，⓮閉鎖孔，⓯恥骨結合

1.10 膝
❶外側顆，❷外側側副靭帯，❸前十字靭帯，❹外側関節半月，❺内側顆，❻大腿四頭筋，❼膝蓋靭帯，❽膝蓋骨，❾後十字靭帯，❿内側側副靭帯，⓫内側関節半月

1.11 足趾骨・足根骨
❶末節骨，❷中節骨，❸基節骨，❹指節骨，❺中足骨，❻足根中足（リスフラン）関節，❼横足根（ショパール）関節，❽距骨，❾踵骨，❿舟状骨，⓫内側（第1）楔状骨，⓬中間（第2）楔状骨，⓭外側（第3）楔状骨，⓮立方骨

※足根骨の覚え方は時計回りに，❽ ❾ ❿ ⓫ ⓬ ⓭ ⓮ →「巨（距骨）匠（踵骨）舟で12人3人欠（楔）で立ちます」。

第2章 筋肉系
2.1 頸部の筋肉
❶胸鎖乳突筋，❷肩甲挙筋，❸後斜角筋，❹中斜角筋，❺前斜角筋

2.2 胸腹部の筋肉
❶胸鎖乳突筋，❷僧帽筋，❸三角筋，❹大胸筋，❺腹直筋，❻前鋸筋，❼恥骨結合，❽縫工筋，❾大腿四頭筋

2.3 背筋
❶僧帽筋，❷三角筋，❸広背筋，❹大殿筋，❺下後鋸筋

2.4　下肢の筋（前面）
（1）浅層
❶縫工筋，❷大腿直筋，❸外側広筋，❹内側広筋，❺膝蓋骨，❻膝蓋靱帯，❼腓腹筋，❽ひらめ筋

（2）深層
❶中間広筋，❷外側広筋，❸内側広筋，❹膝蓋靱帯，❺ひらめ筋，❻内果，❼外果

2.5　下肢の筋（後面）
（1）浅層
❶大殿筋，❷縫工筋，❸腓腹筋，❹ひらめ筋，❺踵骨腱（アキレス腱）

（2）深層
❶梨状筋，❷内閉鎖筋，❸大殿筋，❹外側広筋，❺ひらめ筋，❻踵骨腱（アキレス腱）

2.6　横隔膜
❶大静脈孔，❷食道裂孔，❸大動脈裂孔，❹❺下大静脈・右の横隔神経，❻❼食道・迷走神経，❽❾❿⓫胸大動脈・胸管・奇静脈・交感神経（幹）

第3章　脈管系

3.1　動脈本幹
❶腕頭動脈，❷右鎖骨下動脈，❸右総頸動脈，❹大動脈弓，❺下行大動脈，❻腹腔動脈，❼上腸間膜動脈，❽腎動脈，❾精巣動脈，❿下腸間膜動脈，⓫総腸骨動脈，⓬正中仙骨動脈，⓭内腸骨動脈，⓮外腸骨動脈

3.2　静脈本幹
❶上大静脈，❷奇静脈，❸腕頭静脈，❹外頸静脈，❺内頸静脈，❻鎖骨下静脈，❼肝静脈，❽下大静脈，❾半奇静脈，❿腎静脈，⓫右精巣静脈，⓬総腸骨静脈，⓭内腸骨静脈，⓮外腸骨静脈，⓯大腿静脈

3.3　大動脈分岐
❶外頸動脈，❷内頸動脈，❸総頸動脈，❹左鎖骨下動脈，❺腕頭動脈，❻左気管支動脈，❼食道動脈，❽腹腔動脈，❾上腸間膜動脈，❿腎動脈，⓫下腸間膜動脈，⓬正中仙骨動脈，⓭総腸骨動脈，⓮外腸骨動脈，⓯内腸骨動脈

3.4　上行大動脈と動脈弓の動脈分岐
❶大動脈弓，❷冠状動脈，❸腕頭動脈，❹右鎖骨下動脈，❺右総頸動脈，❻左総頸動脈，❼左鎖骨下動脈，❽外頸動脈，❾椎骨動脈，❿内頸動脈，⓫頸動脈管，⓬大後頭孔

3.5　ウイリス動脈輪
❶前大脳動脈，❷前交通動脈，❸右中大脳動脈，❹左中大脳動脈，❺内頸動脈，❻後交通動脈，❼後大脳動脈，❽脳底動脈，❾椎骨動脈

3.6　腹部動脈分岐
❶胆囊，❷肝臓，❸腹腔動脈，❹総肝動脈（固有冠動脈・左肝動脈・右肝動脈・胆囊動脈），❺左胃動脈，❻脾動脈，❼胃十二指腸動脈，❽胃，❾脾臓，❿上腸間膜動脈，⓫下腸間膜動脈，⓬上行結腸，⓭横行結腸，⓮下行結腸

3.7 門脈系
❶上腸間膜静脈, ❷膵十二指腸静脈, ❸食道静脈, ❹左胃静脈（右胃静脈）, ❺胃, ❻脾臓, ❼脾静脈, ❽下腸間膜静脈

3.8 腎動静脈
❶上副腎動脈, ❷中副腎動脈, ❸下副腎動脈, ❹左腎動脈, ❺右腎静脈, ❻下大静脈, ❼腹大動脈

3.9 胎生期の循環系
❶上大静脈, ❷肝静脈, ❸肝臓, ❹臍静脈（アランチウス管）, ❺胎盤, ❻臍動脈, ❼門脈, ❽下大静脈, ❾腹大動脈, ❿肺, ⓫卵円孔, ⓬ボタロ管

3.10 心臓正面
❶上大静脈, ❷右心房, ❸肺動脈弁, ❹三尖弁, ❺右心室, ❻左心室, ❼大動脈弁, ❽僧帽弁（二尖弁）, ❾肺静脈, ❿肺動脈, ⓫大動脈弓, ⓬左鎖骨下動脈, ⓭左総頚動脈, ⓮腕頭動脈

3.11 心臓弁
❶三尖弁, ❷房室結節, ❸僧帽弁（二尖弁）, ❹大動脈弁, ❺肺動脈弁（肺動脈弁の方が大動脈弁より高い）

3.12 肺陰影
❶上大静脈, ❷右心房, ❸大動脈弓, ❹肺動脈幹, ❺左心耳, ❻左心室, ❼右心室, ❽腕頭静脈

第4章 消化器系

4.1 消化器膜
❶粘膜上皮, ❷粘膜固有層, ❸粘膜筋板, ❹粘膜下層, ❺筋層（内輪・外縦）, ❻漿膜

4.2 食道・胃・小腸・大腸
❶重層扁平上皮, ❷外膜, ❸単層円柱上皮, ❹漿膜, ❺輪状（ケルクリング）ひだ, ❻絨毛, ❼半月ひだ, ❽自由ひも, ❾大網ひも, ❿間膜ひも, ⓫結腸膨起

4.3 消化器の概観
❶咽頭, ❷喉頭, ❸食道, ❹胃, ❺十二指腸, ❻空腸, ❼回腸, ❽虫垂, ❾上行結腸, ❿横行結腸, ⓫下行結腸, ⓬S状結腸, ⓭直腸, ⓮肝臓, ⓯胆嚢, ⓰膵臓

4.4 内臓全景1
❶甲状腺, ❷肺, ❸胸腺, ❹剣状突起, ❺肝臓, ❻胆嚢, ❼大網, ❽胃

4.5 内臓全景2
❶右肺上葉, ❷右肺中葉, ❸右肺下葉, ❹肝鎌状間膜, ❺肝右葉, ❻上行結腸, ❼回腸, ❽空腸, ❾胃, ❿左肺下葉, ⓫左肺上葉, ⓬左腕頭静脈, ⓭甲状腺

4.6 内臓全景3
❶小網, ❷肝右葉, ❸胆嚢, ❹上行結腸, ❺膀胱, ❻下行結腸, ❼横行結腸, ❽胃, ❾横隔膜, ❿心臓, ⓫右心耳

4.7 内臓全景4
❶上行大動脈, ❷上大静脈, ❸下大静脈, ❹肝臓, ❺胆嚢, ❻十二指腸, ❼気管, ❽噴門, ❾脾臓, ❿膵臓

4.8 内臓全景5
❶腕頭動脈, ❷気管支, ❸下大静脈, ❹副腎, ❺腎臓, ❻腎静脈, ❼腹大動脈, ❽総頸動脈, ❾鎖骨下動脈

4.9 十二指腸
❶胆囊, ❷十二指腸, ❸小十二指腸乳頭, ❹大十二指腸乳頭（ファーター乳頭）, ❺オッディの括約筋, ❻輪状（ケルクリング）ひだ, ❼肝管, ❽胆囊管, ❾総胆管, ❿（主）膵管

4.10 十二指腸・胆囊・膵臓・脾臓の位置関係
❶十二指腸, ❷胆囊, ❸固有肝動脈, ❹総肝動脈, ❺脾静脈, ❻脾動脈, ❼（主）膵管, ❽脾臓

4.11 小腸と大腸の境
❶回盲弁, ❷結腸膨起, ❸輪状（ケルクリング）ひだ, ❹回腸, ❺虫垂

4.12 肝臓
❶胆囊, ❷右葉, ❸肝鎌状間膜, ❹肝円索, ❺左肝動脈, ❻総胆管, ❼門脈, ❽膵管, ❾大十二指腸乳頭

4.13 唾液腺
❶舌, ❷舌下腺, ❸耳下腺, ❹耳下腺管, ❺顎下腺管, ❻顎下腺（❶❸❻を合わせて（大）唾液腺という。）

第5章 呼吸器系

5.1 呼吸・飲み込み
❶鼻腔, ❷口腔, ❸口蓋帆, ❹舌, ❺咽頭, ❻喉頭蓋, ❼喉頭, ❽食道, ❾食塊

5.2 喉頭と肺
（1）喉頭と気道
❶第4胸椎, ❷多列線毛上皮, ❸舌骨, ❹甲状舌骨膜, ❺甲状軟骨, ❻輪状軟骨, ❼気管軟骨, ❽左主気管支

（2）導管域と呼吸域
❶肺静脈, ❷細気管支, ❸終末細気管支, ❹呼吸細気管支, ❺肺胞管, ❻肺胞（呼吸細気管支→肺胞管→肺胞囊→肺胞までを「肺細葉」という。）

5.3 肺葉
❶上葉, ❷水平裂（小葉間裂・毛髪線・ヘアーライン）, ❸斜裂（大葉間裂）, ❹下葉, ❺中葉, ❻肺尖, ❼上葉, ❽斜裂（大葉間裂）, ❾下葉（胸部正面撮影では水平裂が髪の毛のような細い線として投影される。）

5.4 肺区域
❶肺尖区, ❷後上葉区, ❸前上葉区, ❹外側中葉区, ❺内側中葉区, ❻上下葉区, ❼内側肺底区, ❽前肺底区, ❾外側肺底区, ❿後肺底区, ⓫肺尖後区, ⓬前上葉区, ⓭上舌区, ⓮下舌区, ⓯上下葉区, ⓰前肺底区, ⓱外側肺底区, ⓲後肺底区

第6章　臓器の位置関係

6.1　腎臓と腎臓の高さ

❶腎柱，❷（腎）乳頭（髄質），❸皮質，❹被膜，❺（小）腎杯，❻腎盂（腎盤），❼尿管，❽右腎臓，❾第11胸椎，❿第3腰椎，⓫左腎臓

6.2　腹部の臓器の高さと腹部の矢状断面

（1）腹部の臓器の高さ

❶胆嚢，❷下大静脈，❸胃，❹十二指腸，❺脾臓，❻膵臓，❼下行結腸，❽下行（腹）大動脈，❾下大静脈，❿右腎臓，⓫尿管，⓬膀胱

（2）腹部の矢状断面

❶胃，❷腹膜，❸心膜，❹胸膜，❺心臓，❻横隔膜，❼肝臓，❽小網，❾膵臓

第7章　神経系

7.1　大脳の機能局在・脳脊髄液の流路

（1）大脳の機能局在

❶運動野，❷体性感覚野，❸前頭葉，❹頭頂葉，❺ブローカの運動性言語中枢，❻外側溝（シルビウス裂），❼中心溝（ローランド溝），❽頭頂後頭溝，❾後頭葉，❿視覚野，⓫ウェルニッケの聴覚性言語中枢，⓬聴覚野，⓭嗅覚野

（2）脳脊髄液の流路

❶頭蓋，❷硬膜，❸クモ膜，❹軟膜，❺側脳室，❻第3脳室，❼中脳水道（シルビウス水道），❽第4脳室，❾中心管，❿脊髄，⓫脊柱，⓬松果体，⓭下垂体，⓮橋，⓯小脳，⓰延髄

7.2　大脳基底核

❶尾状核（頭），❷内包，❸外包，❹側脳室（前角），❺被殻，❻淡蒼球，❼視床，❽第3脳室，❾松果体

第8章　その他

8.1　胸椎・腰椎の横断面

（1）第4胸椎レベル

❶リンパ節，❷気管分岐部，❸食道，❹上大静脈，❺大動脈弓，❻下行大動脈

（2）第2腰椎レベル

❼肝臓，❽下大静脈，❾膵臓，❿脾臓，⓫腹部大動脈，⓬左腎臓

（3）第3腰椎レベル

⓭回腸，⓮下大静脈，⓯上行結腸，⓰横行結腸，⓱空腸，⓲腹部大動脈，⓳下行結腸，⓴左腎臓

8.2　副鼻腔

❶前頭洞，❷篩骨洞，❸蝶形骨洞，❹上顎洞

8.3 内分泌

合成分泌器官		ホルモン名	作用部位	作用	分泌機能異常の病気
❶視床下部		プロラクチン放出ホルモン	脳下垂体前葉	PRL 分泌促進	
		プロラクチン放出抑制ホルモン		PRL 分泌抑制	
		副腎皮質刺激ホルモン放出ホルモン		ACTH 分泌促進	
		成長ホルモン放出ホルモン		GH 分泌促進	
		成長ホルモン放出抑制ホルモン		GH 分泌抑制	
		甲状腺刺激ホルモン放出ホルモン		TSH 分泌促進	
		卵胞刺激ホルモン放出ホルモン		FSH 分泌促進	
		黄体形成ホルモン放出ホルモン		LH 分泌促進	
		黄体形成ホルモン放出抑制ホルモン		LH 分泌抑制	
❷脳下垂体	前葉	プロラクチン (PRL)	乳腺	乳汁生成分泌促進・乳腺発達	過剰：無月経・乳汁分泌症
		副腎皮質刺激ホルモン (ACTH)	副腎皮質	コルチゾール合成・分泌促進	過剰：クッシング症候群
		成長ホルモン (GH)	全身の組織・細胞	各器官組織の成長・蛋白同化・脂肪の異化促進	過剰：骨端線閉鎖前＝巨人症　骨端線閉鎖後＝末端肥大症　欠乏：小人症（シモンズ病）
		甲状腺刺激ホルモン (TSH)	甲状腺	甲状腺ホルモンの分泌促進	
		♀卵胞刺激ホルモン (FSH)　♂精子形成ホルモン	卵巣	卵胞の形成と成熟・エストロゲンの分泌促進	欠乏：無月経
			精巣	精子形成と成熟	
		♀黄体形成ホルモン (LH)　♂間質細胞刺激ホルモン (ICSH)	卵巣	黄体形成促進・排卵促進・プロゲステロン分泌促進	欠乏：無月経
			精巣	アンドロゲン分泌促進	
	中葉	メラニン細胞刺激ホルモン	メラニン細胞	皮膚のメラニン（黒色素）細胞におけるメラニン形成を促進して皮膚を黒くする。	
	後葉	オキシトシン	子宮	子宮筋の収縮・乳汁分泌	
		バソプレッシン (ADH)（AngⅡが分泌促進する）	腎尿細管	水分の再吸収促進（抗利尿）	過剰：低浸透圧血症　欠乏：尿崩症
			毛細血管	血管収縮（血圧上昇）	
❸松果体		メラトニン	黒色素胞・生殖腺	黒色素胞収縮・生殖腺抑制・概日（サーカディアン）リズム	
❹副甲状腺（上皮小体）		パラトルモン (PTH)	骨・腎	骨のCaの溶融促進（血中Caの濃度増加）・尿細管でのCaの再吸収促進（排出抑制）	欠乏：テタニー
❺甲状腺		サイロキシン (T4)　トリヨードサイロニン (T3)	全ての細胞	基礎代謝亢進（頻脈）・成長促進	分泌過剰：バセドウ病　欠乏：小児＝クレチン病　成人＝粘液水腫（橋本病から）
		カルシトニン	骨・腎	Caの骨沈着促進（血中Caの濃度低下）・尿細管でのCaの再吸収抑制（排出促進）	欠乏：骨粗鬆症
❻胸腺		サイモシン	T細胞	T細胞分化	
❼胃		ガストリン	胃壁細胞	胃酸分泌促進	
❽膵臓		インスリン	肝・骨格筋・脂肪組織	細胞内グルコース取込み促進（血糖値低下）	欠乏：糖尿病
		グルカゴン	肝	糖新生（血糖値増加）	
		ソマトスタチン	膵臓	インスリン・グルカゴン分泌抑制	
❾副腎	皮質	糖質コルチコイド　コルチゾール	全ての細胞	血糖上昇・抗炎症・免疫抑制	過剰：クッシング症候群　欠乏：アジソン病
		電解質コルチコイド　アルドステロン (AngⅡが分泌を促進する)	尿細管	Na＋と水の再吸収促進（体液量増加）	過剰：原発性アルドステロン症（高血圧）
		男性ホルモン（アンドロゲン）	多くの細胞	蛋白同化作用	
	髄質	カテコラミン（アドレナリン・ノルアドレナリン）	心血管・肝・筋肉	心拍数増加・血圧上昇・糖新生（血糖上昇）	過剰：褐色細胞腫
❿腎臓		エリスロポイエチン	骨髄	赤血球成熟促進	欠乏：腎性貧血
		レニン	アンジオテンシノーゲン	アンジオテンシンⅠ→AngⅡ生成（血圧上昇・体液量増加）	
⓫十二指腸		セクレチン	膵の腺房細胞	$NaHCO_3$に富む膵液分泌促進（胃酸性内容物の中和・アルカリ化）	
		コレシストキニン	膵の腺細胞・胆嚢	膵消化酵素の分泌促進・胆嚢収縮（胆汁分泌促進）	
⓬卵巣		エストロゲン（エストラジオール）	生殖器官	生殖器官発育促進（卵胞発育）	
		プロゲステロン	生殖器官・乳腺	黄体形成・乳腺発育	
⓭精巣		アンドロゲン（テストステロン）	生殖器官・筋肉・骨	生殖器官発育促進（精子形成）・蛋白同化	

8.4 上皮組織

呼吸器系

鼻腔	多列線毛円柱上皮
咽頭	線毛上皮/重層扁平上皮
喉頭	重層扁平上皮
気管	多列線毛円柱上皮
気管支	多列線毛円柱上皮
細気管支	立方上皮
肺胞	単層扁平上皮

泌尿器

腎の尿細管	立方上皮
腎盂	移行上皮
尿管	移行上皮
膀胱	移行上皮
尿道	移行上皮/重層円柱上皮

生殖器

膣	重層扁平上皮
子宮	単層円柱上皮
卵管	線毛円柱上皮

その他

甲状腺	立方上皮

膜

胸膜	単層扁平上皮
心膜	単層扁平上皮
腹膜	単層扁平上皮
血管	単層扁平上皮
リンパ管	単層扁平上皮

消化器系

口腔		重層扁平上皮
	舌	重層扁平上皮
咽頭		線毛上皮/重層扁平上皮
食道		重層扁平上皮
胃		単層円柱上皮
小腸		単層絨毛円柱上皮
	十二指腸	単層絨毛円柱上皮
	空腸	単層円柱上皮
	回腸	単層円柱上皮
肝臓		立方多面体上皮細胞
胆嚢		単層円柱上皮
大腸		単層円柱上皮
	盲腸	単層円柱上皮
	上行結腸	単層円柱上皮
	横行結腸	単層円柱上皮
	下行結腸	単層円柱上皮
	S状結腸	単層円柱上皮
	直腸	重層扁平上皮
肛門		重層扁平上皮

機械的な刺激の強い上皮⇒重層扁平上皮

分泌や吸収の行われる上皮⇒単層絨毛円柱上皮

8.5 脳神経

	番号	名　称	機　能	通過孔
感覚神経	Ⅰ	嗅神経	嗅覚	篩骨篩板
	Ⅱ	視神経	視覚	視神経管
	Ⅷ	内耳神経	聴覚・平衡感覚	内耳道
感覚・運動神経	Ⅴ	三叉神経 1. 眼神経（感覚） 2. 上顎神経（感覚） 3. 下顎神経	顔面・口腔の感覚，咀嚼・嚥下 角膜・結膜の知覚 上顎部・口蓋の知覚 下顎部から側頭骨の知覚・下顎の運動 （咀嚼・嚥下）	V1　上眼窩裂 V2　正円孔 V3　卵円孔
	Ⅶ	顔面神経	味覚（舌の前2/3）・表情	内耳道
	Ⅸ	舌咽神経	味覚（舌の後1/3）・嚥下	頸静脈孔
	Ⅹ	迷走神経	内臓感覚・声帯の筋運動	頸静脈孔
運動神経	Ⅲ	動眼神経	眼球の運動	上眼窩裂
	Ⅳ	滑車神経	眼球の運動	上眼窩裂
	Ⅵ	外転神経	眼球の運動	上眼窩裂
	ⅩⅠ	副神経	頸部の運動	頸静脈孔
	ⅩⅡ	舌下神経	舌の運動	舌下神経管

Memorandum

Memorandum

Memorandum

【編著者】

金光　秀晃（かねみつ　ひであき）

1978年3月：東京大学大学院農学系研究科農芸化学専門課程博士課程修了，農学博士
1979年4月：帝京大学医学部脳神経外科　講師
2003年4月：帝京大学附属放射線学校　専任教員（医学部脳神経外科講師兼任）
2005年4月：帝京大学医療技術学部診療放射線学科　教授
2014年4月：大阪物療大学保健医療学部診療放射線技術学科　教授（現在に至る）

【著　者】

葛西　一隆（かさい　かずたか）：帝京大学医療技術学部診療放射線学科　准教授
菱木　　清（ひしき　きよし）：帝京大学医療技術学部診療放射線学科　准教授
木村　千里（きむら　ちさと）：帝京大学医療技術学部診療放射線学科　講師
大澤　美由紀（おおさわ　みゆき）：帝京大学医療技術学部診療放射線学科　非常勤講師
本田　城二（ほんだ　じょうじ）：帝京大学福岡医療技術学部診療放射線学科　教授

解剖学スケッチ練習帳
The Anatomy Sketching Exercise Book

2015年2月25日　初版第1刷発行
2017年3月10日　初版第2刷発行

編著者　金光秀晃　Ⓒ 2015
著　者　葛西一隆
　　　　菱木　清
　　　　木村千里
　　　　大澤美由紀
　　　　本田城二

発　行　共立出版株式会社／南條光章
　　　　東京都文京区小日向4丁目6番19号
　　　　電話 03(3947)2511（代表）
　　　　郵便番号 112-0006
　　　　振替口座 00110-2-57035
　　　　URL　http://www.kyoritsu-pub.co.jp/

印　刷　星野精版印刷
製　本　ブロケード

検印廃止
NDC 491.1
ISBN 978-4-320-06180-4

一般社団法人
自然科学書協会
会員

Printed in Japan

<出版者著作権管理機構委託出版物>
本書の無断複製は著作権法上での例外を除き禁じられています．複製される場合は，そのつど事前に，出版者著作権管理機構（ＴＥＬ：03-3513-6969，ＦＡＸ：03-3513-6979，e-mail：info@jcopy.or.jp）の許諾を得てください．

■医学・薬学・生活科学関連書

http://www.kyoritsu-pub.co.jp/ 　**共立出版**

- Oxford 分子医科学辞典 ……………瀬野悍二他監修
- 医用放射線辞典 第5版 ……医用放射線辞典編集委員会編
- 新・医用放射線技術実験 基礎編／第3版 …田中 仁他編
- 新・医用放射線技術実験 臨床編／第3版 …田中 仁他編
- 医用放射線技術実験 物理・化学編／増補版 …田中 仁他編
- 医用工学 医療技術者のための電気・電子工学 第2版 …若松秀俊他著
- 読影の基礎 診療画像技術学のための問題集／第3版 読影の基礎編集委員会編
- 視能訓練士のための生理光学 ……………川瀬芳克著
- 臨床工学技士入門ガイドブック ……………平井紀光編著
- 解剖学スケッチ練習帳 ……………金光秀晃編著
- 脳入門のその前に ……………徳野博信著
- 新薬創製への招待 改訂新版 ……………安生紗枝子他著
- ケーススタディによる薬剤師の倫理 原著第2版 …渡辺義嗣訳
- やさしい分子薬理学 分子構造から薬理活性へ ……平山令明著
- 薬学と社会 これからの薬剤師像を求めて ……渡辺義嗣訳
- 創薬サイエンスのすすめ ……………石川智久他編集
- 病態生理・生化学 I ……………井上圭三他編
- 病態生理・生化学 II 病態生理・生化学各論 ……井上圭三他編
- 医療薬学 I 医療薬学の基礎 ……………長尾 拓他編
- 医療薬学 II 医療薬学の実践 ……………長尾 拓他編
- 医療薬学 III 疾患と薬物治療 ……………長尾 拓他編
- やさしく学べる基礎数学 線形代数・微分積分 …石村園子著
- 薬学系学生のための微分積分 ……………中川弘一他著
- Excelによるメディカル／コ・メディカル統計入門 …勝野恵子他著
- 看護師のための統計学 改訂版 ……………三野大來著
- 看護系学生のためのやさしい統計学 ……………石村貞夫他著
- 薬学系のための統計学のススメ ……………石村貞夫他著
- 基礎から学ぶ統計解析 Excel2010対応 …沢田史子他著
- 基礎から学ぶ医療情報 ……………金谷孝之他著
- 医療情報学入門 ……………樺澤一之他著
- 医科系学生のためのコンピュータ入門 第2版 …樺澤一之他著
- 医療・福祉系学生のためのコンピュータリテラシー …樺澤一之他著
- 医療・福祉系学生のための情報リテラシー …樺澤一之他著
- Windows7によるコ・メディカルのための情報リテラシー 佐藤憲一他著
- 薬学生のための物理入門 薬学準備教育ガイドライン準拠 廣岡秀明著
- 薬学系のための基礎物理学 ……………大林康二他著
- Q&A 放射線物理 改訂2版 ……………大塚徳勝他著
- FASTtrack 物理系 薬剤学 ……………櫨本紀夫他訳
- 生物学と医学のための物理学 原著第4版 …曽我部正博監訳
- 看護と医療技術者のためのぶつり学 第2版 …横田俊昭著
- 身近に学ぶ化学の世界 ……………宮澤三雄編著
- 大学生のための例題で学ぶ化学入門 ……大野公一他著
- 資源天然物化学 第2版 ……………秋久俊博他著
- 生体分子化学 第2版 ……………秋久俊博他著
- 大学生のための考えて学ぶ基礎生物学 ……堂本光子著
- 生命科学を学ぶ人のための大学基礎生物学 …塩川光一郎著
- 遺伝子とタンパク質のバイオサイエンス …杉山政則編著
- 基礎と応用 現代微生物学 ……………杉山政則著
- コスメティックサイエンス 化粧品の世界を知る …宮澤三雄編著
- 健康とは何か 新しい健康観を求めて 第2版 …渡辺義嗣訳
- 新 ビタミンCと健康 21世紀のヘルスケア ……村田 晃著
- 活性酸素と運動 しなやかな健康と長寿を求めて …井上正康編著
- 活性酸素と医食同源 ……………井上正康編著
- 健康栄養学 健康科学としての栄養生理化学 第2版 …小田裕昭他編
- 食育入門 生活に役立つ食のサイエンス ……垣原登志子他編
- 食品学 栄養機能から加工まで 第2版 …露木英男他編著
- 食品加工学 加工から保蔵まで 第2版 …露木英男他編著
- 生化学 ……………露木英男他編著
- 食品分析 (分析化学実技S 応用分析偏 5) …中澤裕之他著
- 栄養生化学実験 ……………廣田才之他編
- 食品衛生学実験 ……………廣田才之他編
- 食の安全・安心とセンシング 食の安全・安心と健康に関わるセンシング調査研究委員会編
- 食品安全性辞典 第2版 ……………小野 宏他監修
- マギー キッチンサイエンス ……………香西みどり監訳